DES

ACCIDENTS CUTANÉS

PRODUITS PAR LE

BROMURE DE POTASSIUM

PAR LE

Dr GRELLETY

Médecin consultant à Vichy, secrétaire de la Société de thérapeutique,
lauréat de l'Académie de médecine (médaille d'argent
des eaux minérales), etc.

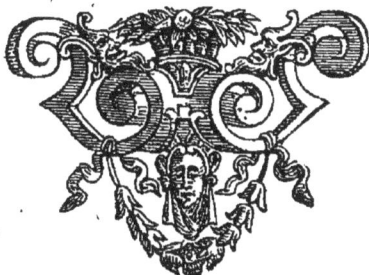

MACON

IMPRIMERIE PROTAT FRÈRES

1887

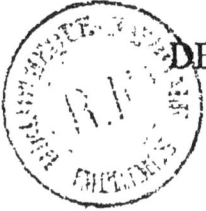

DES ACCIDENTS CUTANÉS

PRODUITS PAR LE

BROMURE DE POTASSIUM

J'ai eu l'occasion, à diverses reprises, de constater, à la suite de l'usage du bromure de potassium, des phénomènes d'intolérance, avec accompagnement d'érythème, d'éruptions acnéiformes, de troubles gastriques, de prostration, etc., etc., surtout chez des dyspeptiques ou des diabétiques, dont le rein fonctionnait mal.

Ces deux catégories de malades paraissent offrir une susceptibilité particulière pour ce médicament, malgré le haut patronage qui l'a mis en vogue, il y a quelques années.

. D'autre part, différents journaux ont rapporté des accidents de bromisme ; mais ils ne sont pas

1. Reproduction autorisée.

arrivés à la connaissance du public, qui continue à se prescrire à lui-même le bromure et le chloral, sans ordonnance, et en prend, à doses massives, pendant très longtemps, avec la complicité intéressée des pharmaciens ou l'indifférence du corps médical.

L'heure m'a donc paru opportune pour chercher à provoquer une réaction contre cette déplorable tendance.

Récemment encore, j'ai eu l'occasion d'observer dans le service de M. Ernest Besnier, où il y a toujours à glaner, un véritable cas de toxicodermie bromique d'une intensité extrême. Le malade auquel je viens de faire allusion prend du bromure depuis trois mois environ; il a même apporté à l'hôpital la moitié d'un flacon d'une solution très concentrée, qu'il continuait à absorber en cachette.

Les extrémités supérieures ont d'abord été atteintes et on a pensé à un eczéma; des pommades irritantes administrées au dehors ont encore aggravé la situation. Les mains sont gonflées, pustuleuses et saignantes. La face n'a pas tardé à se prendre et c'est elle surtout qui offre des lésions caractéristiques, constituées par des boutons acnéiques, volumineux, végétants, violâtres.

De prime abord, ce cortège pathologique paraît un peu tapageur, un peu excessif, et l'on est porté à se demander si l'impureté du médicament ou la durée de l'abus ne peuvent pas être mises en cause ; mais un examen plus attentif du malade vient expliquer cette intoxication. En effet, le sujet tousse depuis longtemps, il est emphysémateux ; il présente une lésion mitrale et il a de l'albuminurie. Voilà la raison de ces stases locales ; le poison est mal éliminé par les reins qui sont malades, il s'accumule aux points d'élection, sur le tégument externe, dont la vitalité est en rapport avec l'état général. L'état précaire de la circulation et des voies respiratoires contribue à précipiter la déchéance.

Sous l'influence du bromure, lorsqu'il existe de la bronchite, l'irritation des muqueuses s'accroît *fréquemment*, de la même façon que lorsque l'estomac est atteint de dyspepsie, surtout quand la préparation est prise à jeun ou n'est pas suffisamment diluée.

Lorsqu'on prend le bromure au moment du repas, il faut éviter de manger des œufs ; il en résulte un composé (probablement du sulfure de potassium) qui donne lieu à des renvois très désagréables.

A la suite d'une communication analogue que j'ai faite à la Société de thérapeutique, M. Dujardin-Beaumetz a rapporté l'histoire d'un enfant épileptique, qu'il soigne depuis longtemps, et qui a présenté un ulcère profond de la jambe droite, consécutivement à l'usage prolongé du bromure de potassium.

M. Hallopeau a également traité un enfant qui a eu de graves ulcérations aux membres inférieurs, quoiqu'il n'eût absorbé que deux grammes par jour de ce produit. Chaque fois qu'il en reprend, il est atteint de nouveau. Evidemment, il s'agit ici d'une susceptibilité particulière ; mais ces sortes d'idiosyncrasies, qui constituent autant de surprises, sont encore assez fréquentes.

M. Jacquet, interne à Saint-Louis, en cite un cas dans les *Annales de dermatologie et de syphiligraphie* (tome VII, 25 déc. 1886, p. 736) ; le moulage du sujet a été fait et se trouve dans la vitrine 53 du Musée Saint-Louis, au numéro 1188. Deux autres reproductions de bromisme cutané existent dans la même vitrine, sous les numéros 517 et 300.

Voici en quelques mots le résumé de l'observation de M. Jacquet. Il s'agit d'un sergent de ville, âgé de 31 ans, qui avait absorbé pendant 11 jours 2 cuillerées à bouche, quotidiennement, d'un mélange d'iodure et de bromure de potassium, à raison de 0 gr. 80 à 1 gr. par chaque cuillerée à bouche. Il en prenait depuis 11 jours, quand il remarqua l'existence, au dessous du mamelon droit, de « deux boutons rouges semblables à des verrues ».

Le lendemain, les boutons avaient augmenté ; il en sortit du pus ; cinq ou six autres apparurent à la région dorsale et à la face. Il entra alors à l'hôpital Beaujon et cessa l'usage de sa potion. Il fut traité par des applications de poudre d'iodoforme et des cataplasmes. Malgré tout, il se faisait chaque jour de nouvelles poussées considérables. On l'adressa alors à l'hôpital Saint-Louis, dans le service de M. Besnier, suppléé par M. Brocq.

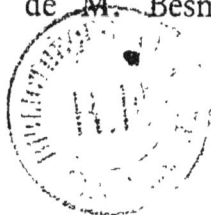

On comptait alors 82 éléments de toutes dimensions, depuis des papulo-pustules grosses comme un pois ou une petite noisette, à base rouge non indurée, à sommet sans acumen, *en dôme*, laissant voir par transparence un pus jaunâtre grumeleux, — jusqu'à des tumeurs en plateaux de 1/2 centimètre de saillie et même davantage, larges comme une pièce de dix centimes.

Aucune infiltration du derme ni de l'hypoderme à la base de ces éléments : tout est en saillie. Suintement purulent, spontané, s'accentuant à la moindre pression.

Les lésions siègent sur le cuir chevelu, la face, le cou, la région dorso-scapulaire et la partie antérieure du tronc.

Pansement à la vaseline boriquée, puis application de rondelles d'emplâtre au cinabre. — Aucun trouble de la santé générale. — Du vingtième au vingt-cinquième jour, poussée bulleuse à la région dorsale et à la racine du cou, exclusivement entre les éléments de l'éruption folliculeuse.

Le malade quitte l''hôpital, après 35 jours, avec 82 macules rouge-brunâtre, à bords nets, à épiderme tendre, un peu déprimées au dessous du niveau des téguments et très vasculaires.

Je ne rapporterai pas les raisons qui firent penser à M. Brocq que c'était bien le bromure de potassium qu'il fallait incriminer.

Je renvoie au numéro du journal ceux d'entre vous qui voudraient de plus amples détails. Je me bornerai à faire remarquer que les doses de médicament ont été relativement faibles, et l'administration bien peu prolongée. Force est donc, conclut M. Jacquet, de se rabattre sur l'idiosyncrasie, c'est-à-dire de faire un aveu d'ignorance[1].

1. On peut rapprocher de ce qui précède le cas d'iodisme aigu rapporté par M. Kopp (*Annales de dermatologie*, 25 sept. 1886, p. 569), à la dose minime de 0 gr. 50 à 1 gramme d'iodure de potassium. Chaque fois que le malade reprenait ce médicament, il voyait reparaître ses accidents. Même à la dose de 20 centigrammes, on constata une hyperesthésie de la plante des pieds, avec douleurs térébrantes et lancinantes, sensibilité très vive dés métatarsiens, sous l'influence de la pression. Comme le sujet était goutteux, Kopp pense que l'iodure devait déterminer une sorte de périostite des métatarsiens.

*
* *

Sans doute, des accidents arrivent avec tous les médicaments; il s'agit avant tout d'une question de dose et de temps; mais dans l'épilepsie, où la prescription du bromure de potassium est devenue classique et presque obligatoire, on n'obtient rien, si l'on ne donne pas des doses élevées. Tout dépend de la résistance du sujet, de l'intensité des crises. Il y a des malades chez lesquels on est obligé d'agir très largement, pour conjurer les accidents; mais ces résultats sont chèrement payés. Peut-être serait-il bon alors de varier et d'essayer d'autres corps, comme l'acétanilide.

Quelques citations prouveront surabondamment ce que je viens d'avancer :

Il convient de rappeler en premier lieu la description de l'acné bromique, faite par Moritz Kaposi, de Vienne : On voit survenir, « quelquefois au milieu de symptômes fébriles, des tubercules et des pustules de différentes grosseurs, comme dans l'acné ordinaire; mais on voit aussi en même temps, chez les individus qui ont fait un usage prolongé de doses élevées de bromures, apparaître des infiltrats fermés par la confluence d'un grand nombre d'éléments acnéiques; ces infiltrats, qui ressemblent un peu aux plaques syphilitiques, font une saillie de 1 à 2 millimètres au dessus du niveau de la peau, et lorsque les pustules se sont successivement vidées, ils ont un aspect qui rappelle quelque peu celui d'un rayon de miel, ou bien ils se fendillent et forment des ulcères d'un mauvais aspect. On y trouve encore des infiltrations de la grandeur d'une pièce de 5 francs en argent, ou parfois même de la paume de la main, diffuses; dures, d'un rouge brun foncé, qui, au bout d'un certain temps, s'affaissent à leur centre et prennent par là une ressemblance d'autant plus grande avec un infiltrat syphilitique. Enfin, dans l'acné bromique, on rencontre aussi des excroissances verruqueuses et arrondies sur une base infiltrée. Lorsque l'on ne cesse pas l'usage du brome, ces productions peuvent se renouveler constamment pendant des mois, pendant une ou deux années, et, comme je l'ai observé chez une jeune fille atteinte de chorée, envahir la plus grande partie du corps. Elles disparaissent en laissant sur certains points une pigmentation brune, et, sur d'autres points, des cicatrices. Ainsi que l'ont démontré les recherches de Neumann, il s'agit, dans cette affection, d'une destruction et d'une dégénérescence des glandes et des follicules cutanés.

« Le pronostic de cette espèce d'acné est favorable ; toutefois il faut tenir compte des cicatrices indélébiles, qui succèdent aux infiltrats profonds de l'acné bromique. »

En revanche, d'après les traducteurs de Kaposi, MM. Besnier et Doyon, la guérison de l'*acné bromique en plaques* (conglomérat de périadénites sébacées et sudoripares), qui a de grandes analogies pour la marche et pour l'aspect avec l'anthrax, est toujours tardive et laborieuse.

Voici comment l'action toxique du bromure de potassium est résumée dans le nouveau dictionnaire de médecine et de chirurgie (XXIX, p. 191) :

« Les doses trop élevées ou trop longtemps continuées provoquent chez l'homme des accidents sérieux, tels que éruption acnéiforme générale et très douloureuse, affaiblissement de l'activité cérébrale, amnésie, parole lente, puis impossible ; mots incohérents, même en écrivant ; l'écriture a une plus grande ressemblance avec celle des aphasiques par amnésie ; l'aptitude à calculer est diminuée ; on a aussi noté de l'hébétude, des idées fixes ; le plus grand nombre des sujets tombent dans l'indifférence et l'apathie ; la vue est brouillée, sans lésions ophthalmoscopiques (Aug. Voisin) ; les mouvements des membres sont diminués et affaiblis, par suite il y a impossibilité de la station debout et de la marche ; les malades pâlissent, maigrissent et deviennent cachectiques. »

Le potassium est un poison énergique du cœur : « Si on injecte dans les veines d'un chien 1 à 2 grammes de bromure de potassium, on détermine une mort instantanée par arrêt du cœur ; c'est là le mode d'action des sels de potassium et non l'action du bromure. » (Dujardin-Beaumetz, *Dictionnaire*, 1886, p. 578.

Dans ses *Commentaires de Thérapeutique* (1884, p. 39), Fonssagrives dit ceci : « Le sérum du sang étant alcalisé par le sodium, si l'on introduit brusquement des doses massives de sels de potassium dans l'économie et si surtout les reins, comme dans la maladie de Bright, fonctionnent anormalement en tant qu'organe éliminateur, il y a accumulation dans le sérum d'une base étrangère à sa constitution chimique et par suite *action nocive sur la vie des globules.* »

« A mon avis, ajoute-t-il, il faudra substituer l'iodure de sodium à l'iodure de potassium, toutes les fois qu'on devra donner des doses élevées d'un iodure alcalin ; les sels de potasse sont en effet toxiques (les empoisonnements par le sulfate de potasse le démontrent trop), tandis que les sels de sodium sont inoffensifs. Le sodium forme avec les corps simples et les acides un très grand nombre de médicaments, qui ont avec ceux du potassium des analogies thérapeutiques très étroites, mais qui l'emportent sur eux par leur bénignité. »

Au congrès de Nancy (août 1886), MM. Bouchard et Huchard ont soutenu la même thèse : « Il est bon que le praticien sache, a dit M. Bouchard, que les sels de soude sont quarante-deux fois moins toxiques que les sels de potasse. »

Une pareille déclaration nous oblige de prescrire presque exclusivement les sels de soude, puisqu'ils sont mieux tolérés et plus inoffensifs.

*
* *

Depuis que le bromure de potassium a été préconisé comme une sorte de panacée contre le diabète, sa consommation a pris des proportions inouïes. Les diabétiques, par suite d'un état cérébral particulier, conséquence de leur maladie, et d'une surexcitation regrettable de l'instinct de conservation, lisent avidemment tout ce qui les concerne et sont fort disposés à se droguer. J'en connais, même parmi les plus intelligents, qui s'empressent d'acheter et d'essayer toutes les spécialités qui les concernent. Il n'est donc pas étonnant que le bromure de potassium, qui a été préconisé par les plus hautes sommités médicales, ait fait momentanément fureur et occasionné une véritable débauche thérapeutique.

On en est déjà revenu; on en reviendra encore, si je m'en rapporte à ma propre expérience, qui porte sur un nombre assez considérable de cas.

Les diabétiques étant exposés à avoir des furoncles, on a certainement dû attribuer plus d'une fois ces accidents à la glycosurie, alors qu'ils étaient dus au bromure.

Je suis convaincu que, chez le plus grand nombre des diabétiques, les émonctoires fonctionnent mal et qu'il y a un sérieux inconvénient à donner au rein un surcroît de travail, surtout lorsqu'il y a de l'albuminurie.

J'estime qu'il faut s'abstenir complètement, dans ce dernier cas.

*
* *

En somme, le bromure de potassium est un vaso-constricteur énergique; il doit être réservé pour agir dans cet ordre d'idées; mais, même dans ce cas, il faut en surveiller l'élimination.

L'arsenic paraît être considéré comme l'antidote du bromure et M. Besnier a l'habitude, dans son service, d'associer les deux médicaments au prorata des doses prescrites, c'est-à-dire qu'il donne 3, 4, 5 gouttes de liqueur de Fowler pour pour 3, 4, 5 grammes de bromure.

Quant aux moyens locaux pour réparer les lésions toxidermiques après la suppression de l'agent incriminé, ils consistent à appliquer des cataplasmes, des bandes de tarlatane amidonnée, à badigeonner les surfaces malades avec des astringents doux, en particulier avec une solution à un pour cent de tannin et de glycérine.

Un purgatif léger (un verre de Sedlitz), des lavements émollients, des diurétiques, des sudorifiques ou des bains, pour activer les fonctions de la peau, peuvent aussi être indiqués. On est également obligé quelquefois d'agir sur les gencives, qui sont très sensibles, surtout dans le voisinage des molaires.

Je n'insiste pas sur ce traitement, qui doit du reste être modifié pour chaque individu, car les accidents bromiques, qui sont nombreux, n'ont pas de spécificité et varient selon les constitutions.

Le but de cette communication a été surtout de dénoncer l'intempérance dans toutes les classes de la société, en haut comme en bas de l'échelle sociale, et d'empêcher qu'un médicament, qui nous rend de réels services dans différentes circonstances, puisse être compromis par un usage immodéré, intempestif.

Il est bon de répéter pour le public, comme pour nos confrères, qu'il existe des conditions qui rendent le bromure de potassium presque toxique; qu'avant de l'administrer, il faut, comme pour le mercure, la quinine, l'iodure de potassium, etc., tâter les dispositions individuelles. L'etat du poumon, de la circulation, de la peau, du tube digestif, des reins, méritent d'être examinés au préalable.

Chez une personne qui ne transpire pas, qui urine mal, on devra particulièrement se tenir sur ses gardes.

Au reste, sauf le cas d'urgence extrême, il n'y a qu'à s'informer si le malade a déjà usé de ce médicament et à agir d'après ses réponses. La prudence indique, lorsqu'il n'existe aucun renseignement préalable, de commencer par de petites doses, avant d'agir énergiquement : ce sera le moyen d'éviter des mécomptes !

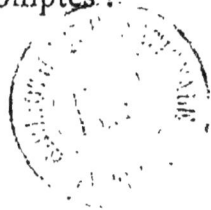

Mâcon, imp. Protat frères.

PRINCIPALES PUBLICATIONS

DU Dr GRELLETY

1873. De l'hématurie, in-8° de 70 pages.

1874. Vichy-médical, in-12 de 360 pages.

1876. De l'Hygiène et du Régime des malades à Vichy, 2e édition en 1884, in-18 de 132 pages.

— Du Merveilleux au point de vue scientifique, G. Baillière, in-8° de 86 pages.

1877. Influence de l'abus du tabac sur le tube digestif (médaille d'or).

1878. Contribution à la thérapeutique des dermatoses de nature arthritique, G. Baillière, in-8° de 48 pages.

1879. Bibliographie de Vichy, in-12 de 79 pages. (Mémoire couronné par l'Académie de médecine.)

— Du Climat de Nice, in-12 de 20 pages, Hennuyer.

1880. Le mariage, ses joies et ses devoirs, édition elzévir, in-18 de 120 pages. (Médaille d'honneur de la Société d'encouragement au bien.)

— Analyse et compte rendu des dix-sept thèses d'agrégation en médecine. G. Masson, in-8° de 130 pages.

— Des Principales complications du diabète, in-8°, Lyon.

1881. Notice médicale sur les eaux de Vichy, suivie d'une réfutation de la cachexie alcaline, in-18 de 74 pages. Traduit en plusieurs langues.

1883. Traité élémentaire de la fièvre typhoïde. Delahaye et Lecrosmier, in-8° de 420 pages. Prix : 5 francs.

1884. Pour tuer le temps. Livre d'heures... perdues, in-12 de 300 pages.

1885. De la lithiase biliaire. (*Journal de médecine de Bordeaux.*)

1886. Vichy et ses eaux minérales, 4e édition, in-12 de 530 pages. Delahaye et Lecrosmier. Prix : 3 fr. 50.

— Notions récentes sur la syphilis, in-12 de 20 pages. Bordeaux.

— De l'eczéma et de son traitement. (*Journal de la Société médicale de la Haute-Vienne.*)

1887. L'avarice et les avares. Traduit en Espagnol. Lugo, in-8° de 32 pages.

MACON, IMPRIMERIE PROTAT FRERES

www.ingramcontent.com/pod-product-compliance
Lightning Source LLC
Chambersburg PA
CBHW050446210326
41520CB00019B/6087